I0076550

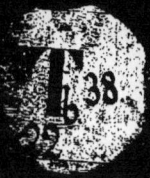

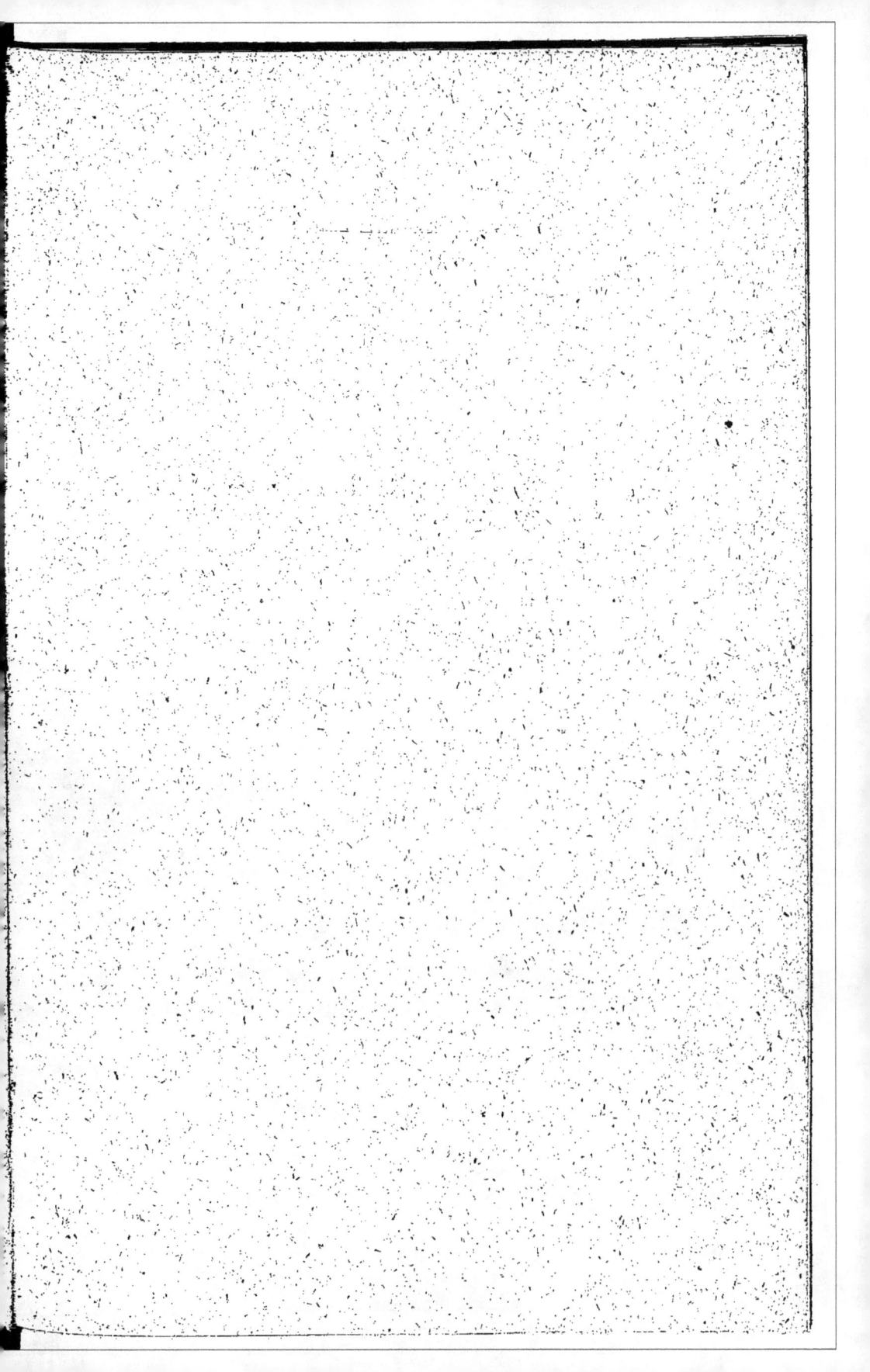

Tb 38
22

n.º 7.

RECHERCHES CRITIQUES,

SUR

LA IVme SECTION D'UN OUVRAGE

AYANT pour Titre : De la Connexion
de la Vie, avec la Respiration, etc.
par EDME GOODWYN, *D. M.*
(Londres , 1789) , *Traduit de l'An-*
glais par J. - N. HALLÉ *, où il s'agit*
de déterminer l'action Chymique de
l'Air sur les Poumons dans la Respiration ;

PAR J.-C.-F. CARON,

Chirurgien en Chef de l'Hospice du Sud
de Paris.

Prix , 1 liv. 5 sous.

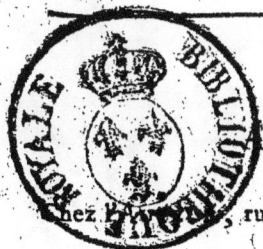

PARIS,

Chez PRÉVOST , rue de la Harpe , près la place Michel ,
Nº 494.

AN VI = 1798.

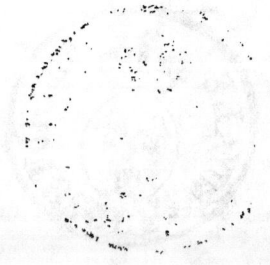

RECHERCHES CRITIQUES,

SUR

LA IVme SECTION D'UN OUVRAGE

DE GOODWYN,

Où il s'agit de déterminer l'Action Chymique de l'Air sur les Poumons dans la Respiration.

D<small>EPUIS</small> que la chymie est véritablement devenue une science, (1) depuis que des savans d'un rare mérite s'en sont occupés, elle a tout-à-fait changé de face; on a vu, non sans un grand étonnement, combien elle a reculé ses bornes, et avec quelle rapidité, elle est parvenue à une perfection, à laquelle les premiers chymistes de notre siècle n'auroient jamais osé prétendre; c'est au moment de cette régénération, (comme le dit Goodwyn) que les conjectures, les nuages des hypothese, ont été écartés, pour laisser percer les rayons de la vérité; c'est de ce même tems, qu'elle a porté par-tout la lumière, pour éclairer de ses innombrables et rares découvertes, tous

_____

(1) *Goodwyn*, pag. 34.

A 2

les arts et toutes les sciences, que la physique embrasse. Il n'en est plus, qui ne lui doivent beaucoup.

On sait que, par le lien étroit qui unit la médecine à la chymie, celle-ci ne cesse de lui fournir les secours les plus efficaces ; partout, elle lui en donne des preuves ; la physiologie, la pathologie, enfin toutes les parties de l'art de guérir, ne sont plus éclairées que par elle ; pour faire l'énumération de toutes ces nouvelles connaissances, il faudroit des volumes entiers.

Mon but n'étant de traiter que de la couleur du sang, je me bornerai à parler de celles qui y ont rapport. Personne n'ignore maintenant que la chymie pneumatique ne soit devenue une science toute nouvelle. Tout le monde sait que c'est elle, qui nous a appris que l'air, qui avoit été regardé par nos pères, comme un élément, est un composé, dont les parties constitutives nommées *gaz*, produisent dans l'économie animale des phénomènes même incroyables, tant ils sont grands. Je ne parlerai point de la vertu de ces différens airs, ou *gaz*, pour la cure des maladies. L'action de l'air vital, air déphlogistiqué, *gaz oxigène* sur le sang, est l'objet qui va m'occuper. Depuis nos chymistes modernes et *Goodwyn*, le sang ne circule plus dans nos

veines, que par lui ; par une vertu , que mal-
heureusement nous ne connoissons pas, il agit
immédiatement sur le sang des veines pulmonaires ; et par un chemin que nous cher-
chons encore, il parvient jusqu'à lui, change
sa couleur , qui est d'un rouge obscur , en
une vermeille ; et c'est cette couleur exaltée ,
qui lui donne un *stimulus* , dont nous ne connoissons pas plus la nature , sans lequel cependant plus de circulation , adieu l'espèce
animale.

Pour connoître à fond tout le merveilleux
de ce fameux système , vanté avec tant d'enthousiasme ; pour pouvoir en porter un bon
jugement, il m'a falu non-seulement répéter
les expériences de *Goodwyn* , mais encore en
faire de nouvelles , que l'occasion et les cir-
constances exigeoient ; c'est le résultat de ces
observations, et les réflexions qu'elles m'ont
suggérées , que je soumets aujourd'hui au jugement du public. Ce travail , quel qu'il soit,
ne contiendroit-il que des erreurs , je serai
content , si elles peuvent servir à d'autres plus
instruits et plus capables, qui entreprendront
de traiter ce sujet, qui ne peut l'être, que par
des savans mieux initiés que moi dans les
connoissances de la chymie moderne. Nous
allons donc entrer en matière.

A 3

SECTION IV.

Déterminer l'Action Chymique de l'Air sur les Poumons, dans la Respiration.

JE n'entrerai dans aucun détail sur les moyens que *Goodwyn* employe pour déterminer les différens *gaz* que contient la masse d'air, que nos poumons reçoivent dans chaque inspiration. Je dirai seulement que si cette masse est supposée de cent parties,

il y a air phlogistique *(gaz azote)*. 80
air déphlogistiqué *(gaz oxigène)*. . . . 18
air fixe *(gaz acide carbonique)*. 2

Je ne parlerai pas non plus de différentes expériences, par lesquelles *Goodwyn* soumet le sang à l'action de ces différens *gaz*, pour prouver que c'est l'*oxigène* qui donne au sang la couleur rouge et vermeille.

Je passerai sous silence aussi les changemens qui arrivent à ces *gaz* dans l'intérieur des poumons, pendant la respiration. Suivant *Goodwyn*, tous ces effets sont constans, uniformes et prouvés. Je me bornerai à examiner quels sont les changemens opérés sur le sang par l'action chymique de l'air.

Il y a long-tems, (dit *Goodwyn*) que *Lower* a observé, dans les animaux vivans, que le sang qui jaillit d'une blessure faite à la veine pulmonaire, est d'une couleur vive; il savoit déjà que le sang, que l'artère porte dans les poumons, est d'une couleur noire;

il en conclut que le sang prend sa couleur
brillante dans son passage à travers les poumons, observant ensuite que, quand les animaux ont cessé de respirer, le sang que verse
la blessure de la veine pulmonaire est au contraire noire; il attribue la production de la
couleur brillante du sang pulmonaire aux effets de la respiration. Cette opinion, souvent
répétée depuis par différens auteurs, paroît
être devenue générale. Ayant dessein d'examiner le fait avec une attention particulière,
je me procurai quelques chiens de forte taille;
je leur enlevai le sternum; je découvris les
troncs des veines et artères pulmonaires de
façon à bien distinguer la couleur du sang;
j'enflois les poumons avec un soufflet, suivant
la méthode de *Vézale*, imitant ainsi les mouvemens de la respiration naturelle; et, par
ce moyen, je conservai l'animal en vie pendant un tems considérable. Dans cette expérience, j'observai que, pendant l'action du
soufflet, le sang, contenu dans le tronc de
l'artère pulmonaire, étoit noir; et celui qui
traversoit la veine, étoit d'une couleur vive;
et quand le soufflet cessoit de jouer pendant
une minute, le sang devenoit noir par degrés dans les veines ainsi que dans les artères.

Il y a long-tems aussi que j'ai vu faire , pour la première fois , des expériences sur des animaux vivans. Jamais je n'ai pu voir , à travers le cœur, les gros vaisseaux , les vaisseaux pulmonaires , quelle étoit la
couleur du sang. L'épaisseur de leurs membranes, leur
densité., sur-tout leur couleur, sont autant d'obstacles
qui s'opposeront toujours à ce que l'on puisse appré-
cier au juste ce qui arrive au sang qu'elles renferment.
J'ai discuté ce fait , dans la première partie de mon Mémoire sur la couleur du sang (1). J'ai prouvé qu'il
étoit impossible de déterminer à priori quelle est sa
couleur, lorsqu'il est contenu dans ses vaisseaux. En
cela , je suis d'accord avec bien des auteurs, sur-tout
avec Haller , qui dit : *Alba arteria est, et paucis omnino
locis sanguinem sinit pellucere*, etc.

J'ai répété l'expérience de *Goodwyn* sur deux chiens
de moyenne taille ; je n'eus pas plutôt mis à découvert
les poumons, qu'ils se sont affaissés ; ils m'ont paru
d'un rouge foncé. Ces animaux, dans cet état, ne pou-
voient plus respirer, et étoient prêts de suffoquer. De
telle manière que je m'y prisse , jamais je n'ai pu mettre
à découvert les troncs des artères et veines pulmonaires,
suffisamment pour voir à travers quel changement s'y
opéroit sur le sang. En enflant les poumons, au moyen
d'un soufflet à deux âmes, je suis bien parvenu à rendre
la vie à ces animaux, jusqu'à un certain point. Tout
ce que j'ai pu remarquer bien distinctement, c'est que,
lorsque je soufflois, les poumons devenoient d'une couleur rouge très-claire ; et qu'au contraire, lorsque je
cessois de souffler, ils s'affaissoient et reprenoient une

(1) Ce Mémoire ne tardera pas à paroître.

couleur très-foncée. Ne pouvant rien voir de plus, j'ai abandonné ces deux chiens, qui n'ont pas tardé à mourir.

Je n'ai pu comparer le résultat des expériences de *Goodwyn* avec les miennes, sans faire les réflexions suivantes : Pourquoi *Goodwyn* rapporte-t-il ses expériences de manière à laisser croire qu'il n'a rencontré aucun obstacle en les faisant, et qu'il lui a suffi d'enlever le sternum pour découvrir sans difficulté, et à travers les vaisseaux des poumons, de quelle manière s'opère la circulation, et les différens changemens qui arrivent au sang ; tandis que dans celles que j'ai faites, je n'ai rien vu, parce que les chiens se sont trouvés dans un état d'anxiété et de suffocation considérable ; en un mot, ils étoient réduits dans ce triste état que décrit Haller.

Si idem vulnus in vivo animale inflixeris, perinde pulmo collabitur, immobilis jacet, una spiritus ab animale ægrius ducitur, et vox debilitatur, et perit demum, atque mors ipsa super venit, si utramque thoracis caveam aperueris.

Addimus interim pectoris vulnera, quibus utraque cavea aperitur omnino perfunesta esse, ex prestantissimorum chirurgorum testimonio, et sufficit omnium consensu respirationem ab admisso in thoracem aere vehementer lædi, neque quisquam, quantum memini diffidet, sed etiam vulnere clauso, dum aer in thorace maneat, animal malignius respirat, aut omnino respirare nequit, eademque est difficultas, quando aer in pectus inflatur.

De tout ceci, on pourroit déjà être bien pénétré que ces expériences sur les animaux vivans, présentent trop de difficultés, pour que l'on puisse jamais en retirer rien de satisfaisant sur les changemens de la couleur du sang ;

on ne peut bien voir, comme je l'ai dit, que la couleur différente que les poumons prennent, quand ils
sont affaissés, ou gonflés. On voit bien distinctement
que la couleur noire, qu'ils prennent pendant leur affaissement, dépend du sang qui y afflue, du retard
qu'il y éprouve dans sa marche, et peut-être de sa
rétrogression. L'état de frémissement, d'oscillation, de
trouble et de tristesse même, (*terme dont je peux me
servir ici*) où se trouvent toutes les parties, le prouvent assez. Losque j'enflois les poumons, ils prennoient
la teinte d'un rouge clair, approchant de l'incarnat. Peut-
on attribuer ce changement de couleur à l'action de l'*oxigène* ? Rien ne porte à le croire; il est plus facile de
penser qu'elle dépend de la compression latérale sur
tous les vaisseaux du poumon, qui dans ce moment se
vuident et retiennent si peu de sang, qu'il ne peut plus
réfléchir que la couleur d'un rouge clair. D'ailleurs, je
ne crois pas que *Goodwyn*, dans ses expériences, ait
ouvert les artères et veines pulmonaires; et que ce soit
à la sortie du sang, qu'il ait observé ces différentes
couleurs, car il n'auroit pu s'empêcher de nous parler
des grands obstacles qu'il auroit rencontrés pour arrêter
le sang à propos, et toutes les fois qu'il auroit eu besoin
de recommencer ses épreuves, pour vérifier un fait de
cette importance; d'ailleurs, les grandes hémorragies dé-
pendantes de l'ouverture de gros vaisseaux si près du
cœur, n'auroient point tardé à causer la mort de ces
animaux. Enfin, si *Goodwyn* a réussi par ce moyen,
il lui a fallu une adresse qui n'a encore été donnée à
personne; et pour les progrès de la science, j'invite
nos chymistes modernes à l'engager à nous faire connoître
des moyens si précieux.

Dans quelques-uns de ces animaux , (dit *Goodwyn*) je séparai les troncs des veines et des artères souclavières, j'observai que le sang artériel (tandis qu'on souffloit) devenoit éclatant ; et au contraire, redevenoit graduellement noir , ainsi que le sang veineux , quand on faisoit cesser l'action du soufflet.

Ou il y a ici une erreur dans la traduction, ou *Goodwyn* ne s'entend pas lui - même. Car , que signifie ce mot séparer le tronc des veines et des artères souclavières, si ce n'est en terme d'anatomie, séparer les unes des autres des parties qui sont unies par le tissu cellulaire, et par-là les isoler ? Dans ce sens, *Goodwyn* n'a pu voir encore qu'à travers des membranes épaisses , ce qui est déjà prouvé impossible. *Goodwyn* a-t-il entendu , par ce mot séparer , couper, ou ouvrir les artères et les veines souclavières ? Si c'est par ces différens moyens qu'il a vu les changemens du sang , il ne nous apprend rien de nouveau, j'en dis davantage dans mon Mémoire sur la couleur du sang. On y trouve maintes observations d'artères et veines ouvertes , d'où je faisois sortir à volonté le sang , tantôt avec une couleur , tantôt avec une autre. Dans ce tems, sans avoir recours à une décomposition chymique de l'air athmosphérique que je croyois un élément , j'expliquois à merveille ce phénomène par sa seule action méchanique.

Dans des conversations que j'ai eues avec *Bouillon la Grange*, j'ai cru voir qu'il prétendoit que non-seulement , il s'opéroit une action chymique de l'air dans les poumons ; mais encore que cette même action chymique avoit lieu , toutes les fois que le sang noir s'élançoit avec force dans l'air. De sorte que j'avoue que *Bouillon la Grange* m'a fort embarrassé ; je ne m'attendois pas à rencontrer par-tout des opérations chymiques ; cela me paroissoit nouveau, mais ne m'empêcha pas de continuer mes expériences. J'ai coupé le col à des pigeons, et voici les différens changemens qui arrivent au sang qui sort des artères.

Au premier instant le sang s'élance au loin, et avec force, il réfléchit la belle couleur vermeille ; mais à mesure que l'animal perd de ses forces, le sang perd aussi de cette couleur ; il devient de plus en plus foncé, de sorte que quand l'animal est très-affoibli, quoiqu'il respire encore, quoiqu'il fasse même de fortes inspirations auxquelles il est machinalement forcé, quoiqu'enfin l'air vital, l'air déphlogistiqué, le *gaz oxigène* puisse encore caresser à son aise le sang contenu dans les veines pulmonaires, et lui bien imprimer la couleur vermeille, cependant elle ne reparoît plus.

J'ai fait plusieurs autres expériences, où je n'ai ouvert que les artères du col ; par ce moyen j'ai eu la faculté de voir plus long tems, et j'ai constamment observé qu'à mesure que le pigeon perdoit de ses forces, la couleur vermeille disparoissoit.

Ces faits qui sont constans, m'autorisent à dire que ce n'est point à l'action chymique de l'air sur le sang pendant la respiration, qu'est due la couleur vermeille, puisque le sang, sortant librement des artères, prend une couleur d'un rouge foncé, par la raison seulement que le jeu du cœur et des artères est diminué, ce qui cadre à merveille avec les observations qui sont contenues dans mon Mémoire sur la couleur du sang. Continuons à suivre *Goodwin*.

J'examinai également les mêmes phénomènes dans la grenouille, dont les poumons
ne sont qu'une vessie transparente, avec des
vaisseaux sanguins si minces, que la couleur
du sang se distingue aisément à travers leurs
parois.

J'enflois, plusieurs fois, les poumons de
ces animaux, et je les vuidois ensuite à l'aide
d'une douce compression, imitant ainsi les
mouvemens de la respiration, telle qu'elle
a lieu dans les animaux parfaits. Dans toutes
ces expériences, quand l'air entroit dans les
poumons, le sang des vaisseaux pulmonaires
devenoit progressivement plus brillant; et,
quand les poumons étoient vuides, le même
sang devenoit progressivement plus noir.

Jamais je n'ai pu parvenir à gonfler les poumons des
grenouilles; j'ai soufflé avec des tuyaux de pipes de
toutes les manières, et de toutes les façons, sans pouvoir réussir. Y a-t il défaut d'usage, mal.adresse ? je
n'en sais rien; mais je n'ai pu réussir

Goodwyn ne parle pas des moyens qu'il a employés
pour découvrir les poumons; il ne dit pas s'il s'est
contenté de ne mettre à découvert qu'une partie de
leur surface, ou s'il a enlevé suffisamment du sternum,
pour mettre tous les poumons à découvert, ainsi que
leur vaisseaux, jusqu'à leur entrée dans le sinus pulmonaire; c'étoit pourtant une chose essentielle à ap-
prendre, pour ceux à qui il auroit pris envie de ré-

péter ses expériences. Mais avant de l'entreprendre, je crois qu'il est nécessaire de parler des effets que la privation de l'air produit sur les animaux en général, et sur la grenouille en particulier.

Les animaux que l'on soumet à l'action de la machine pneumatique, présentent des différences bien grandes ; d'après les expériences de *Boyle*, de l'académie de *Florence* ; de *Derham*, de *Muschembrock*, et de beaucoup d'autres physiciens, on sait que certains animaux y meurent dans l'espace de 30 à 40 secondes, comme presque tous les oiseaux, les chiens, les chats, les lapins, les souris, etc. pendant que d'autres soutiennent un vuide de plusieurs heures, comme les poissons, la plupart des reptiles, et nommément la grenouille, qui résiste quelquefois à cette épreuve pendant un jour entier sans mourir. Il est à présumer que cette dernière soutiendroit le vuide plus long-tems qu'elle ne fait, si elle n'avoit à y souffrir qu'une simple privation d'air, et si celui qu'elle a au dedans du corps ne dérangeoit rien à l'économie des parties, par sa grande dilatation ; ce qui porte à penser ainsi, c'est qu'on la voit s'enfler considérablement ; et qu'après la mort, on lui a toujours trouvé les poumons flasques, et plus pesans que l'eau.

Chaptal, dans ses Elémens de chymie, dit que des grenouilles mises dans 40 pouces de *gaz hydrogène*, sont mortes dans l'espace de trois heures et demie ; tandis que les autres mises dans le *gaz oxigène* et l'air athmosphérique, y ont vécu 55 heures ; et lorsqu'il les a retirées encore vivantes, l'air n'étoit ni vicié ni diminué. Des expériences nombreuses qu'il a faites sur ces animaux, lui ont permis d'observer qu'ils avoient la faculté d'arrêter la respiration, lorsqu'on les plaçoit dans un gaz délétère, à tel point, qu'ils n'inspirent qu'une ou deux fois, et suspendent ensuite toute fonction de la part de la respiration.

Quelques auteurs ont observé que les chiens, les chats, les lapins, nouveaux nés, ne meurent pas dans le vuide aussi promptement que les adultes de même espèce. C'est ce qu'ils attribuent à ce que le trou ovale n'est pas bouché, et que dans ce cas le sang peut y passer encore. Si de ces faits, on ne peut évidemment démontrer que ce n'est point l'*oxigène* qui entretient la circulation, du moins ils serviront à appuyer d'autres faits, qui accumulés, en deviendroient plus concluans. Par exemple, on peut faire mention ici de ce qui arrive au fœtus, pendant les neuf mois qu'il est au sein de sa mère. La circulation s'y fait à merveille, sans le *stimulus* de l'*oxigène*. Tout le sang qu'il reçoit par la veine ombilicale est noir et sombre ; après avoir circulé dans ses veines, on voit que ce même sang est rapporté au placenta par deux artères, qui, lorsqu'elles sont ouvertes, le laissent s'élancer au loin, pour réfléchir la couleur vermeille, qu'il ne doit qu'à l'action méchanique du milieu qu'il a à parcourir. Je ne crois pas qu'on puisse trouver ici de réplique en faveur de l'*oxigène*. Cependant j'attends que l'on va me dire : si dans le fœtus l'*oxigène* ne concoure en rien à la circulation, il n'en est pas moins vrai que ce sera toujours lui qui opérera cet effet au dehors, toujours par la raison, que la force avec laquelle le sang frappe l'air, devient un procédé très-chymique, propre à décomposer l'air tout exprès, pour mettre l'*oxigène* en liberté d'agir sur le sang, et l'aviver. Voilà bien deux procédés chymiques ; bientôt nous en trouverons un troisieme, c'est celui, où l'*oxi*-

gène agit sur le sang tiré par la saignée, et qui devient plus brillant par la simple exposition à l'air. Ainsi voilà nos chymistes avec bien des armes en faveur de l'action de l'air ; trois procédés chymiques, que la nature emploie pour aviver le sang, la respiration, le mouvement et le repos ; je ne désespere pas que nous n'apprenions bientôt que ce sont des procédés semblables qui font la neige, le givre, la gelée blanche ; et l'on nous dira peut-être aussi que le cérat doit sa blancheur à cette même action chymique.

Plusieurs anatomistes ont trouvé le trou ovale encore ouvert dans des adultes ; cette observation qui ne peut être contestée, a servi jusqu'aujourd'hui pour expliquer certains faits dont le récit révolte les esprits les plus crédules, et qui mettent l'*oxigène* grandement en défaut. En effet, comment *Goodwyn* expliquera-t-il avec l'*oxigène* l'histoire du jardinier de *Stokholm*, en *Suède*, qu'on dit avoir été seize heures perdu dans l'eau, sous la glace, et que l'on a retrouvé vivant. Il faut que *Goodwyn* nous fasse là un miracle, et puis encore un plus grand pour expliquer l'histoire plus surprenante encore d'un certain Laurent *Jonas*, qui y resta (dit-on) sept semaines sans mourir. L'une et l'autre sont rapportées par *Pécklin*, sur des témoignages qui paroissent authentiques. (1) Je n'en dirai pas davantage, dans la crainte de trop nous éloigner de notre objet principal.

Il nous faut donc revenir à *Goodwyn*, et tâcher de bien répéter ses expériences : j'ai commencé par mettre à découvert des deux côtés la surface antérieure des poumons d'une grenouille ; j'ai vu sur cette surface des vaisseaux rouges et noirs, et la couleur vermeille ne

(1) De acris aliment. confect., cap. 10.

s'est

s'est montrée qu'à un très-petit nombre de vaisseaux capillaires , et ce n'était point du tout la couleur dominante. Peu satisfait de ces observations , j'ai mis à découvert une plus grande quantité des poumons , et j'ai enlevé du sternum suffisamment pour voir les vaisseaux pulmonaires près de leur entrée dans le sinus veineux ; je n'ai point ouvert le péricarde ; les poumons se sont montrés comme deux petites poires , ils sont sortis du lieu de leur demeure, de sorte que j'ai pu les examiner de tous les côtés. J'ai toujours vu , dans cette expérience , que j'ai répétée plusieurs fois , que tant que les poumons restent gonflés , les vaisseaux sanguins, qui rampent sur leur surface, sont en grand nombre ; qu'il n'y a que les capillaires qui réfléchissent une couleur plus vive ; que les autres sont d'une couleur rouge sombre. Pendant plus de sept heures que ces grenouilles ont vécu , et que leurs poumons ont restés constamment gonflés , je n'y ai remarqué aucun changement. Lorsque par hasard leurs poumons s'affaissent naturellement, ou lorsque je les ai affaissés , en les comprimant avec les doigts , j'ai observé que leur masse devenoit plus noire. On y trouve toujours des vaisseaux capillaires , ayant une couleur plus claire. La couleur noire , que prennent les poumons , m'a semblé venir ; 1° de ce que, pendant l'affaissement, le sang a la faculté d'y abonder en plus grande quantité ; 2° de ce que les poumons affaissés , occupant moins d'espace , leurs vaisseaux se trouvent plus rapprochés , et les uns sur les autres, de sorte qu'il y a plus de matière rouge réunie , ce qui devient une cause suffisante pour lui faire réfléchr la couleur noire. J'ai fait d'autres remarques très-essentielles, sur lesquelles *Goodwyn* a tiré le rideau ; elles trouveront leur place ailleurs.

B

Goodwyn ajoute :

Joignez à cela l'observation journalière du sang qu'on tire par les saignées, qui, étant d'une couleur sombre au sortir de la veine, devient plus brillant par la simple exposition à l'air.

En général, le sang, au moment qu'il est reçu dans un vase, est d'une couleur d'un rouge pourpre et sombre.

Le sang exposé à l'air acquiert, à sa surface, une couleur rouge vermeille, et le reste de sa masse conserve la couleur d'un rouge foncé et noir.

La couleur vermeille aura lieu d'autant plus promptement, que la masse du sang sera petite, et présentera une grande surface.

Il me semble de toute vérité que l'avivement du sang n'est pas l'effet d'une action chymique de l'air atmosphérique ; qu'il s'opère par la division et par la simple loi de la pesanteur. Tâchons de le prouver. Pour cela, examinons ce qui arrive au sang, lorsqu'il est récemment reçu dans un vase.

Le sang se sépare en deux parties ; l'une solide et rouge, appelée *caillot ;* l'autre jaunâtre et fluide, connue sous le nom de *serum.* Le caillot est un composé de substances fibreuses et d'une composition de fer, qui forme la partie rouge, de même le sérum est composé de gélatine d'albumen et d'eau. Toutes ces parties, suivant les lois de la pesanteur, doivent se séparer les unes des autres. Quoique la partie fibreuse et la rouge se réunissent pour former cette masse qu'on nomme *caillot*, elles contiennent cependant encore de

la gélatine et de l'albumen. Toutes les parties plus ou
moins pesantes, se separent; les parties rouges, jointes
à un peu d'albumen, de gélatine; les plus légères et
les plus tenues gagnent la partie supérieure du caillot,
y forment une surface qui contient des parties rouges
plus fines, plus tenues et plus écartées les unes des autres, et qui, par cette raison, réfléchira la couleur rouge
avivée. On sait, par expérience, que plus les couleurs
rouges et autres (par exemple, le corail) sont broyées
et divisées, plus elles réfléchissent une couleur brillante.

On peut appuyer cet effet des lois de la pesanteur et le
rendre plus sensible par l'experience suivante: Remplissez
une bouteille avec de la lie d'un vin foncé en couleur, et
laissez reposer. Les parties colorantes les plus pesantes
tomberont au fond de la bouteille et rendront cette
partie plus noire encore, tandis que les parties les
plus légères gagneront la partie supérieure de la
bouteille, et il s'en séparera une liqueur claire,
qui réfléchira différentes nuances de couleur rouge. La
plus superficielle sera presque sans couleur; celles qui
suivront seront plus colorées, de sorte que cette bouteille réfléchira des rayons de lumiere, depuis le rouge
foncé et noir, jusqu'au rouge dit paillet. Si l'on ren-
verse la bouteille, les mêmes phénomenes ne tarde-
ront pas à avoir lieu.

Il me semble qu'il est plus facile de se rendre raison
de tous ces phénomenes, par cette loi de la pesanteur, que d'en aller chercher l'explication dans des
actions chymiques inintelligibles, inconcevables, etc.
Les expériences subséquentes vont prouver encore que
cette loi a lieu sur le sang.

B 2

La surface du sang reçu dans des palettes n'acquiert pas sur le champ la couleur vermeille ; il faut, pour cela, que les parties qui le constituent, commencent à se séparer. Cet avivement n'a lieu, et ne se conserve qu'autant que le sérum le recouvre. On remarque que toutes ces parties du sang, qui n'en sont point recouvertes, ne tardent pas à devenir noires. Si on décante le sérum, il faut le faire avec douceur, car sur la fin il entraîne avec lui les parties rouges les plus légeres du caillot, qui n'étoient point adhérentes, et qui, étant suspendues et écartées les unes des autres dans cette partie du sérum, réfléchissent une couleur vermeille qu'elles conservent long tems. Si on soumet à l'évaporation, petit à petit l'avivement diminue, de maniere que sur la fin on ne trouve plus qu'une poussiere noire.

Si on retourne un caillot, sa surface noire ne tarde pas à s'aviver, et cet avivement dure, tant qu'il y a du sérum dessus. Si, par un moyen quelconque, on exhausse quelques parties du caillot suffisamment, pour que le sérum l'abandonne, à mesure qu'il s'en sépare, la couleur vermeille n'y durera, qu'autant de tems que le sérum mettra à opérer cette séparation, ensuite ces parties deviendront noires ; mais les autres parties recouvertes de sérum resteront long tems avivées.

Lorsque le sang est en petite quantité, et qu'il présente une grande surface, il ne tarde pas à devenir vermeil. La séparation de ses parties constituantes se fait promptement, la sérosité recouvre bientôt sa surface ; pour en avoir la preuve, il suffit d'y passer légerement le doigt. Le doigt se trouvera mouillé de cette sérosité, qui n'aura entraîné avec elle aucun globule rouge. En voici une preuve bien sensible dans l'observation suivante, qui date de 1773. En avril de cette année,

je fus appelé chez un boucher ; j'y trouvai un gaç
occupé à mettre en couleur un appartement ; c'étoit du
sang de bœuf, dont il se servoit; je fus étonné et amoureux
de la belle couleur vermeille du plancher ; je m'empressai
d'en faire autant, et voici ce qui m'arriva : j'étendis sur
le carreau une couche légere de sang , je prenois plaisir
à admirer ma besogne ; mais ce plaisir ne fut pas de
longue durée , je ne tardai pas à m'appercevoir que la
partie où j'avois commencé, perdoit de son brillant et
en peu de tems tout devint d'un rouge pourpre et
sombre. Je crus que je n'avois pas assez étendu le sang ,
je me remis en besogne, et la belle couleur reparut,
mais cela fut de courte durée, et quand je ravivois d'un
côté , l'autre devenoit noir ; enfin, le sang s'épaissit de
maniere , que je ne pus plus étendre, ni obtenir d'avivement , et le résultat fut tel, que j'eus un plancher qui
réfléchissoit la couleur noire. Sans me creuser la tête pour
trouver un agent chymique propre à opérer cet effet ;
sans me douter qu'il pouvoit y avoir à chaque instant des
décompositions chymiques dans l'air athmosphérique ;
voici comme je raisonnai. En étendant beaucoup le sang ,
je lui fais présenter une grande surface ; je divise et j'é-
carte les parties rouges les unes des autres ; la partie
la plus fluide se sépare et se charge aisément des parties
rouges et plus légeres et plus tenues ; l'une et l'autre,
gagnant la surface, doivent la rendre plus avivée ; mais
le fluide qui ne peut pas tarder à s'évaporer, abandon-
nera les parties rouges , qui se rapprocheront davantage
les unes des autres , pour réfléchir la couleur noire. En
étendant de nouveau , on produit le même effet, jusqu'à
ce qu'il n'y ait plus de fluide à évaporer, etc.

On dit que la mousse qui se forme sur le sang a la

couleur vermeille. Des expériences multipliées m'ont
appris qu'elle ne réfléchit cette couleur, que quand elle
est exposée à la lumiere, de maniere qu'elle puisse en
être pénétrée de toute part ; dans les cas contraires, c'est-
à-dire, lorsqu'elle est dans un vase profond., elle a une
couleur d'un rouge sombre, qu'elle doit aussi en grande
partie aux globules d'air, qui réfléchissent la couleur d'un
gris terne.

On remarque sur le sang des personnes attaquées de
maladies inflammatoires une couenne blanche, qui ordinai-
rement est recouverte de peu de sérum. Souvent dans sa
formation elle se charge, en certains endroits, d'une quantité de parties rouges ; de ce mélange il en résulte un
avivement très brillant ; il m'a paru que cet avivement
duroit très long-tems. On ne peut attribuer cet effet,
qu'au mélange de la partie blanche de la couenne avec les
parties rouges qui en sont écartées.

Je crois que je peux faire ici, à ceux que mon explication suivant les lois de la pesanteur ne persuadroit pas,
et qui tiendroient encore à l'action chymique de l'air athmosphérique sur le sang, les questions suivantes.

1°. L'air agit-il immédiatement sur la partie rouge
du sang, soit qu'il soit contenu dans ses vaisseaux, soit
qu'il soit hors de ses vaisseaux, pour opérer l'avivement ?

2°. L'air athmosphérique imprime-t il à cette partie
rouge du sang une qualité qui lui soit inhérente ?

3°. La couleur vermeille, unique stimulant de l'action
du cœur, l'est il aussi pour l'action des artéres ?

4°. La présence de l'*oxigène* est-elle toujours nécessaire pour conserver l'avivement ?

5°. Pourquoi la partie rouge du sang qui a reçu
l'avivement le conserve-t-elle long-tems, quoiqu'elle

soit recouverte d'une abondante quantité de sérum, elle
doit en empêcher l'effet?

6°. Pourquoi, au contraire, lorsqu'on a enlevé le
sérum de dessus le sang vermeil, le principe qui l'a avivé,
en devient-il le destructeur?

Goodwyn s'occupe ensuite à examiner quelle
est la portion de l'air atmosphérique qui occasionne ce changement sur le sang, et quelle
altération chymique a lieu dans ce moment. Il
fait des expériences sur tous les *gaz*; le *carboni-*
que, l'*azotique* n'y font rien; c'est le *gaz oxigène*
qui opère ce changement. Pour s'assurer de
la vérité de ce fait, il a introduit du *gaz*
oxigène dans un récipient de verre renversé
dans le mercure; il y a fait entrer quatre on-
ces de sang fraîchement tiré de la jugulaire d'un
mouton, le sang est devenu aussitôt d'une couleur vive, et le mercure a paru s'élever un
peu dans le récipient. Pour s'assurer de cette
dernière circonstance, il a répété trois et quatre fois l'expérience; toujours la couleur a
subitement éprouvé les mêmes changemens;
et toujours après quelques minutes, le mercure s'est élevé de deux à trois lignes. Il est
donc évident que l'air atmosphérique, l'*oxi-*
gène, change la couleur noire du sang; et
qu'une petite quantité de cet air disparoît
dans le procédé.

B 4

Maintenant qu'il me semble qu'il est plus que démontré que c'est par les loix de la pesanteur, que s'opère l'avivement du reçu sang dans un vase quelconque, ne pourroit-on pas conjecturer que, si le sang fraîchement tiré des veines, et exposé dans un récipient à l'action de l'*oxigène*, ne tarde pas à devenir brillant, c'est que l'*oxigène* pur, est le seul des trois gaz, qui attire à lui les substances hétérogènes du sang, et que par cette vertu, il facilite la prompte séparation des parties constituantes. C'est un fait qui mérite toute l'attention de nos chymistes modernes, comme aussi de faire des recherches pour savoir, si la petite quantité d'*oxigène*, qui disparoît dans les expériences de *Goodwyn*, ne se trouveroit pas métamorphosée en carbonique, et si *ce gaz carbonique* conserve quelques qualités de l'*oxigène*.

Goodwyn termine en disant : Mais, comme tous les phénomènes, que présente cette expérience, se trouvent parfaitement semblables dans la respiration, on peut en conclure que c'est l'air déphlogistiqué, le *gaz oxigène*, qui avive la couleur dans l'un et l'autre cas.

Pour n'avoir aucun doute à cet égard, *Goodwyn* a dilaté les poumons de quelques chats avec l'air déphlogistiqué, le *gaz oxigène*, après leur avoir enlevé le sternum ; et dans toutes les veines pulmonaires, le sang est devenu aussi-tôt d'une couleur vive.

Cette expérience, quoique faite avec l'*oxigène*, ne dit, et ne signifie pas plus que celle que *Goodwyn* a faite avec l'air athmosphérique (1) ; l'une et l'autre présentent le même résultat. On ne peut pas plus par cette dernière, démontrer *à priori* la couleur du sang contenu dans ses vaisseaux. De même ici *Goodwyn* a pris l'ombre pour la réalité, c'est-à-dire, qu'ayant vu les poumons dilatés pâlir, parce que (comme je l'ai déjà dit) ils sont presque ex-sangués, il a pris cette pâleur pour de l'avivement dans le sang des veines pulmonaires. J'aurai encore des occasions fréquentes de faire voir cette erreur de sa part.

Il est évident, d'après cela, (dit *Goodwyn*) que la couleur vive que le sang reçoit de la respiration, vient de l'air déphlogistiqué, *gaz oxigène*, (il semble cependant se rendre à la raison, lorsqu'il dit) : Mais on peut faire cette question : Comment l'air agit-il sur le sang, dans la respiration ? Est-ce par l'intermède des vaisseaux absorbans, ou par une force d'attraction chymique ? (de sorte que *Goodwyn* est fort embarassé) S'il étoit reçu (dit-il) par les vaisseaux absorbans, il seroit porté directement dans les cavités droites du cœur, et ce seroit là qu'il opéreroit le changement de couleur ; c'est ce qui n'arrive pas.

Le docteur *Priestley* a démontré que l'air atmosphérique change la couleur du sang, même à travers les membranes d'une vessie ; mais nous n'avons pas de preuves directes

_____

(1) Page 4.

qu'il produit le même effet à travers les tuniques des vaisseaux d'un animal vivant.

En mon particulier, j'en suis bien fâché. J'ai souvent
la figure d'un rouge plombé, souvent je ressemble à un
étranglé. Eh bien ! si l'*oxigène* avivoit le sang, en passant
à travers les tuniques des vaisseaux, plusieurs fois par
jour, je m'en ferois caresser la figure ; par-là, j'acquére-
rois le beau teint de roses, et je deviendrois un beau
garçon.

L'*oxigène* pourroit devenir encore un bon cosmétique,
qui plairoit à beaucoup de femmes, surtout à celles qui
ont les mains, les bras violets et noirs par l'effet des en-
gelures, et qui sont forcées d'avoir toujours des gants. On
pourroit encore l'employer avec grands avantages, pour
la cure des trombus, des échimoses, etc.

Pour établir le fait, *Goodwyn* dit : J'ai dis-
séqué, dans plusieurs lapins, la membrane
cellulaire qui environne les petites veines du
col ; j'y ai arrêté le sang par des ligatures,
et j'ai dirigé sur les tuniques de ces vaisseaux, un léger courant d'air déphlogistiqué,
de *gaz oxigène*. Dans quelques-uns, le sang m'a
paru prendre une couleur un peu plus vîve ;
dans d'autres, je n'ai apperçu aucun changement remarquable, quoique j'eusse soutenu
le courant d'air pendant deux minutes.

Voilà pourtant des expériences insignifiantes, qui at-
tirent l'admiration, et que l'on regarde comme bien con-
cluantes. *Le sang a paru prendre !* En vérité, je ne peux

m'empêcher de regarder tout ceci comme l'effet d'un rêve. Sans doute que, par quelque action chymique, les yeux de *Goodwyn* sont devenus couleur de roses. J'aime mieux le croire, que de penser qu'il ait voulu se rire de ses lecteurs. Cependant, que fait-il ? Quand il dit : *toutefois dans les cas où les changemens de couleur a eu lieu*, *Goodwyn* a-t-il pu se laisser tromper ? A-t-il pu prétendre que nous prendrons pour une chose sûre, pour une réalité, ce passage : *Le sang m'a paru prendre*, etc. Peut-il ignorer que nos sens nous trompent, et que tous les jours nous avouons qu'une chose nous a paru être, ce que réellement elle n'est pas ? Il falloit au moins dire : dans quelques-unes de mes expériences le sang avoit réellement la couleur vermeille ; en un mot, le sang étoit avivé ; car je le répete, ce mot *paroître*, quand il s'agit d'affirmer un fait, laisse dans de trop grandes incertitudes.

Il faut croire, continue *Goodwyn*, que cette substance a pu traverser les tuniques des vaisseaux, d'où il résulte une grande probabilité que quand l'air déphlogistiqué, le *gaz oxigène*, change la couleur du sang dans les poumons, quelque chose aussi, traverse les vaisseaux pulmonaires, par l'effet d'une force chymique attractive.

Nous sommes ici obligés de faire notre profession de foi, et de croire à de grandes probabilités. *Goodwyn* nous conduit là dans un grand labyrinthe, dont il me paroît bien difficile de trouver l'issue. Voyons comment il s'en tirera. Prêtons attention à ce qu'il va dire.

(28)

Mais quelle est cette substance qui traverse les vaisseaux? C'est ce que nous ne savons pas. Est-ce quelque principe séparé du sang qui se combine avec l'air déphlogistiqué, le *gaz oxigène* pour former l'air fixe, le *gaz acide carbonique*? Est-ce l'air déphlogistiqué, le *gaz oxigène*, qui se décompose, et dont une partie passe dans le sang, tandis qu'une autre reste sous la forme d'air fixe, *gaz acide carbonique*? Ou enfin, est-ce l'air déphlogistiqué, le *gaz oxigène*, qui entre dans le sang sans le décomposer, tandis que l'air fixe, le *gaz acide carbonique*, se sépare des vaisseaux pulmonaires?

La première hypothèse est appuyée sur un plus grand nombre de faits chymiques; mais ils ne font autre chose, que la rendre la plus probable; et que peut-on attendre, dans cette matière, que des probabilités, tant que la nature des différens airs ne nous sera pas mieux connue?

Enfin, voilà bien ici la montagne qui accouche d'une souris. La chymie moderne nous fait connoître différens airs nouveaux; *Goodwyn* nous annonce qu'il nous en apprendra la nature, qu'il nous en expliquera les effets par des raisonnemens simples et clairs, qu'on n'y verra plus même l'ombre des nuages de l'hypothèse, qu'ils en seront écartés, et que par-tout nous ne trouverons que les rayons de la vérité. Nous voyons, au contraire ici, que *Goodwyn* nous y replonge plus que

(29)

jamais, il ne nous parle plus que d'hypotheses, de probabilités, de conjectures ; enfin, il nous remet entierement à ce vieux tems, dont il assuroit que la chymie moderne nous avoit retiré. *Goodwyn* termine par cette belle donnée.

Mais quelques solutions que nous donnent un jour de nouvelles expériences, il restera toujours incontestable que le changement de couleur, qui s'opère dans le sang, à son passage dans les poumons, est occasionné par l'action chymique de l'air atmosphérique ; et qu'en conséquence de cette action, il se forme de l'air fixe, *gaz acide carbonique*, qui se mêle à l'air respiré.

J'ai peine à comprendre ce que veut dire ici *Goodwyn*, *par quelques solutions que nous donnent un jour de nouvelles expériences* Cependant il me semble qu'il veut dire qu'il a tout fait en expérience ; qu'il ne peut plus y en avoir qui puissent servir à contester que le changement de couleur, qui s'opere dans le sang à son passage dans les poumons, soit occasionné par l'action chymique de l'air athmosphérique Je ne vois pas comme *Goodwyn*; je rapporterai bientôt de ses expériences même, dont j'espere faire un meilleur usage ; elles me serviront a prouver que l'action chymique de l'air athmosphérique, à son passage dans les poumons, n'occasionne aucun changement de couleur dans le sang, vais demander ici à nos chymistes modernes, si, pour qu'il se forme de l'air fixe dans la respiration, il ne suffit pas que l'air vital puisse se charger, se souler de l'humeur qui sort des vaisseaux exhalans des poumons ; pour moi, je crois que cet effet peut s'opérer tout bonnement de cette manière, sans que l'air vital communique en quelque chose avec le sang. Je suis d'autant plus fondé à le croire, que *Goodwyn*, ainsi que tous les chymistes modernes, avouent qu'ils ne connoissent pas encore la route que l'*oxigène* peut prendre pour y parvenir, ni par quelle vertu il peut agir sur lui. On voit bien là, Docteur *Goodwyn*, que nous marchons encore en aveugles.

Goodwyn fait ensuite des réflexions sur ce qui arrive à un animal qui respire long-tems le même air, et sur les symptômes qui en résultent. Il les attribue, avec raison, au défaut de l'air vital déphlogistiqué, ou *gaz oxigène*, soustrait, et à l'augmentation de l'*acide carbonique*, ce qui fait que le sang des veines pulmonaires prend la teinte noire avec laquelle il étoit entré dans les artères ; et il a ajoute :

Ce fait a déjà été démontré, en grande partie, dans les expériences faites en soufflant dans les poumons. On peut le rendre encore plus sensible dans le lézard et la grenouille, dont les poumons peuvent être mis à nu très-long-tems sans détruire la vie de l'animal.

Goodwyn passe ensuite à l'expérience. Qui ne s'attend pas qu'elle sera faite sur le lézard et la grenouille ? Eh bien ! point du tout, ce sera sur un petit chien, en voici la preuve.

(31)

J'ai poussé (dit-il) une grande quantité d'air dans les poumons d'un petit chien, dont j'avois enlevé le sternum ; je l'y ai contenu au moyen d'une ligature serrée, faite à la trachée artère. Le sang continua de circuler dans les poumons ; mais il commença à prendre une teinte plus sombre dans les troncs des veines pulmonaires ; et, en moins de deux minutes, il devint très-noir.

Voici encore une expérience, où *Goodwyn* a seul le privilége de voir à travers des membranes épaisses, et de laquelle on ne peut tenir aucun compte ; cependant vient ensuite une expérience sur la grenouille, que voici.

Je me suis procuré, dans la même vue, une forte grenouille ; j'ai mis à nu ses poumons des deux côtés ; et, au moment où ils étoient remplis d'air, je l'ai plongée dans un vase de verre, dans lequel étoit de l'eau. Au moment où la grenouille plongeoit dans l'eau le sang qui circuloit dans ses poumons étoit d'une couleur fort vive. Après qu'elle y eût resté vingt minutes, les poumons étoient pleins d'air, le sang s'obscurcissoit progressivement dans tous les vaisseaux pulmonaires, jusqu'à ce qu'enfin, il parût très-noir. J'ai répété, plusieurs fois, cette expérience sur le même animal, et une ou deux fois avec des lézards; et, toutes les fois qu'ils conservoient long-tems le même air dans leurs poumons après l'immersion, le sang pulmonaire prenoit, par degrés, la couleur noire.

J'ai répété aussi cette expérience plusieurs fois, et voici ce que j'ai vu; après avoir suffisamment enlevé du sternum, pour mettre les poumons à découvert, ceux-ci se sont gonflés, j'ai profité de cet instant pour plonger l'animal dans une eau claire. Les poumons gonflés ressemblent à deux poires allongées; ils étoient d'un rouge clair. On y remarque trois à quatre gros vaisseaux, qui de la base se portent à la pointe, qui reste toujours noire, ainsi que les vaisseaux. A leur base le nombre des vaisseaux est plus considérable, ils sont très près les uns des autres; la plus grande partie réfléchit la couleur rouge pourpre et sombre. On y rencontre aussi des vaisseaux capillaires, qui sont en grand nombre; ceux-là réfléchissent une couleur rouge claire. A la mort des grenouilles, la différence dans la couleur des vaisseaux n'est pas changée; j'ai seulement remarqué que presque tous les petits vaisseaux se vuidoient de sang, et que les poumons ont une couleur de chair pâle.

Goodwyn continue et dit : Il suit de-là que, quand l'air déphlogistiqué, le *gaz oxigène*, est ainsi successivement diminué, le sang qui passe dans les vaisseaux pulmonaires n'éprouve plus le même changement de couleur qui a lieu dans la respiration ordinaire; il suit aussi que les symptômes qui résultent de la snppres-

sion

sion de la respiration, doivent être attribués à la qualité particulière que prend alors le sang. Mais comment se fait-il que cet état du sang amène ces symptômes? C'est ce qu'il faut examiner.

Il suppose que le sang, devenant plus noir, prend une qualité nuisible aux nerfs des poumons, et que, par leur moyen, son action se transmet jusqu'au cerveau; il fait des expériences qui consistent à couper les troncs de la paire vague et du grand intercostal des deux côtés du col, à environ un pouce au-dessous du laryux. L'animal ne paroissoit éprouver d'autre mal que celui d'une respiration laborieuse. Le lendemain, il le met sous une cloche de verre renversée et pleine d'air atmosphérique, et l'animal ne tarda pas à perdre la vie. A un autre chien, à qui il avoit fait la même opération, il lui passe un nœud autour de la trachée artère, par lequel il intercepte la respiration; et bientôt l'animal tombe sans donner aucun signe de vie. Il conclut :

Ainsi le sang, devenu noir, produit les mêmes effets, lorsque la communication des nerfs pulmonaires avec le cerveau est détruite, etc.

Quoique ceci n'ait point un rapport direct avec la matière que je traite, j'ai cru devoir en parler pour plus grand éclaircissement; je crois qu'il est inutile de répéter

C

encore ici ce que j'ai dit dans mon premier Mémoire (1)
sur la compression latérale que l'air atmosphérique
exerce sur les vaisseaux des poumons , compression qui
force les veines pulmonnaires à se débarrasser du sang
qu'elles contiennent, et à le vuider dans le *sinus* en abon-
dance , et avec une impétuosité, qui peut être regardée
avec raison , comme un des *incitamentum* de l'oreillette
et du cœur. Par ce système , il est plus aisé de se rendre
raison de tous les phénomènes , que la respiration présente, qu'avec l'*oxigène* , dont on ne peut concevoir les
effets. Je m'attendois à trouver dans l'Ouvrage de *Goodwyn* les experiences suivantes; je pense qu'il seroit même
nécessaire que quelques chymistes modernes voulussent
les entreprendre.

Elles consistent , 1°. à introduire dans les poumons
d'un animal une certaine quantité d'air atmosphérique ,
et à l'y retenir comme l'a fait *Goodwyn* , au moyen
d'une ligature serrée , ou bien à mettre un animal sous
une cloche de verre renversée et pleine d'air atmosphérique , avec l'intention de bien observer combien de tems
ces animaux pourront vivre.

2°. Faire la même expérience sur d'autres animaux
avec l'air déphlogistiqué , le *gaz oxigène* , avec même
intention relativement au tems que ces animaux y vivront.

Suivant le système de *Goodwyn* , qui prétend qu'en
tout tems le sang peut circuler dans les poumons (2);
mais qu'il lui faut sa couleur vermeille , effet de l'*oxigène* ,
pour entretenir l'action du cœur. Voici ce que l'on doit
attendre de ces expériences.

(1) Je ne tarderai pas à faire imprimer celui-ci.
(2) On trouvera la discussion de ce système dans mon premier
Mémoire , dont il vient d'être parlé.

Si dans la première on a introduit dans les poumons
trente pouces cubes d'air atmosphérique, qui contiennent à-peu-près entre cinq à six pouces cubes de *gaz
oxigène*, et que l'animal, pour consommer cet air, vive
six minutes, il devra s'en suivre que celui, qui aura dans
ses poumons trente pouces cubes d'air vital à consommer,
vivra à-peu-près une demi-heure. Le résultat sera le
même pour les animaux que l'on aura mis sous la cloche
de verre renversée. Ce fait une fois bien constaté, quel
service la chymie pneumatique n'aura-t-elle pas rendu à
l'humanité! Quels grands avantages ne pourront point
en retirer ceux qui sont obligés de faire de longs voyages
sur mer! Que de grâces les plongeurs n'auront-ils pas à
lui rendre! Il faudroit ne point tarder à répandre par-
tout cette découverte, et à établir des entrepôts. Comment cette idée n'est-elle point venue à *Goodwyn?*
Pourquoi? etc. Pour moi, j'avoue que je ne dois cette
bonne idée qu'au hazard. Elle m'est venue; il n'y a pas
long-tems, en passant sur le pont du grand hospice;
j'ai vu un homme qui plongeoit dans la rivière, il n'y
demeuroit chaque fois, que deux, ou trois minutes au plus;
j'étois étonné du peu de tems qu'il restoit au fond de
l'eau, et j'étois (je puis dire) fatigué de voir combien il
en employoit au dehors, pour bien rétablir sa respiration,
avant de replonger de nouveau. Tout occupé d'*oxigène*
de *Goodwyn*, et des grands avantages que ce plongeur
auroit pu retirer de ce *gaz*, j'étois fâché de ne point être
chymiste, pour aller sur le champ travailler à ce grand
œuvre.

Ensuite j'aurois été trouver cet homme, je lui aurois
donné des balons d'*oxigène*; je l'aurois engagé à venir
confirmer l'expérience, en lui disant : Dans ces balons

Il y a de l'air qui va vous faire rester au fond de l'eau, et sans désemparer, pendant des quart-d'heure, des demi-heure, et peut-être plus. Puis, j'aurois occupé mon génie, j'aurois même engagé mes collégues à m'aider de leurs conseils, pour savoir, s'il ne seroit pas possible de trouver quelques machines, au moyen desquelles on pourroit faire rester à demeure dans l'eau, et d'où on ne sortiroit, que pour aller boire, manger et dormir. Ce moyen à inventer consisteroit peut-être en une machine qui contînt du gaz *oxigène*, et qui fût munie de deux tuyaux avec leurs robinets qui allassent au fond de l'eau; l'un des tuyaux communiqueroit avec l'oxigène, et l'autre avec l'air extérieur; celui ci serviroit pour se débarrasser de l'acide carbonique, quand on sentiroit que les poumons en deviendroient surchargés, tandis que l'autre qui communiqueroit avec l'*oxigène*, serviroit pour reprendre l'air vital. Ce ne seroit pas le premier service de cette nature que l'on devroit aux chymistes. Tout le monde sait que c'est à un célèbre chymiste, quoique du nombre des anciens, qui ne connoissoient pas l'*oxigène*, que nous devons des inventions de machines, et des moyens précieux, dont on se sert dans Paris depuis nombre d'années, et avec succès, pour rappeler à la vie les noyés.

Goodwyn a dejà fait des expériences sur les noyés; elles ne lui ont pas réussi, ce n'est pas ma faute; mais aussi avoue-t-il que c'est la sienne, parce qu'il n'a usé d'*oxigène*, qu'après avoir employé les autres moyens. Il doit pourtant connoître l'axiôme, *periculum in morâ*; aussi promet-il qu'à la première occasion il réparera cette faute. *Goodwyn* continue et dit:

Des poumons, le sang passe immédiatement dans le sinus veineux, et l'oreillette gauche du cœur: que produit-il dans ces organes?

Le cœur ne peut en éprouver de changemens sensibles, que dans ses contractions. Ces contractions peuvent être aisément observées, en soufflant dans les poumons, lorsque le sternum est enlevé; et, après qu'on a ouvert le péricarde, de manière à bien voir de quelle façon s'opèrent les mouvemens des oreillettes et des ventricules.

J'en ai fait l'expérience avec toutes ces conditions; et, pendant la dilatation des poumons, j'ai considéré attentivement le changement de couleur du sang et la correspondance des contractions de l'oreillette et du ventricule gauche. Voici ce que j'ai toujours vu : Quand le sang qui passoit dans l'oreillette gauche étoit d'une couleur vive, l'oreillette et le ventricule se contractoient vivement; et la circulation se soutenoit comme dans l'état de santé; mais, quand la couleur du sang s'obscurcissoit, les contractions diminuoient; quand enfin le sang devenoit noir, elles cessoient entièrement, encore que l'oreillette fût distendue par le sang. Les contractions cessées, les autres fonctions du corps demeuroient suspendues; mais, sitôt qu'on rétablissoit la couleur vive, l'oreillette et le ventricule recommençoient à se contracter et à revenir à l'état naturel; les autres fonctions se rétablissoient également.

C 3

Dans ces expériences, les contractions de
l'oreillette et du ventricule éprouvent immédiatement et sur-le-champ l'effet du changement de couleur opéré dans le sang, qui y
est versé, puisque, quand leurs mouvemens
cessent, on trouve constamment l'oreillette
remplie d'un sang noir.

C'est encore ici des expériences faites sur des chiens,
où il est impossible de voir à travers les membrannes des
vaisseaux pulmonaires, ce qui se passe dans leur intérieur;
on peut encore moins voir à travers l'oreillette gauche, et
le ventricule, dont les parois sont encore bien plus épais.
Je ne saurois trop répéter que nous ne pouvons avoir
confiance à de pareilles expériences. *Goodwyn*, comme
on l'a vu maintes fois, a la manie de dire qu'il voit par-
tout, où on ne voit goutte. Je ne tarderai pas à faire voir
que ses yeux lui ont manqué, ou qu'il n'a pas voulu voir
des objets, qui cependant étoient bien visibles; mais il
auroit falu abandonner cet Ouvrage tant vanté.

Goodwyn ajoute :

Nonobstant ces faits, ceux qui se sont fait
des opinions particulières sur la manière dont
le sang agit sur le cœur, ne concevront pas
aisément que les changemens qui ont lieu dans
les contractions de cet organe, soient l'effet
seulement du changement de couleur dans le
sang. On peut lever la difficulté, en faisant
les mêmes expériences dans les animaux am-
phibies, dans lesquels le cœur n'a qu'une oreil-

lette et un ventricule ; l'artère pulmonaire n'est qu'une petite branche de l'aorte, et les veines, également petites, se vuident dans le sinus veineux en même tems que la veine caye ascendante, qui y porte la portion la plus considérable du sang. Dans ces animaux, la quantité du sang que fournit cette veine seroit bien suffisante pour entretenir l'action du cœur, indépendamment de la circulation pulmonaire, si cette action n'avoit besoin, pour être entretenue, que d'un volume déterminé de sang. Les tuniques du sinus veineux, de l'oreillette et des vaisseaux sanguins sont transparens ; l'air que les poumons contiennent est en assez grande quantité, pour suffire pendant long-tems, et sans une nouvelle communication avec l'atmosphère, aux changemens que le sang pulmonaire doit éprouver ; de cette manière, les altérations qui s'opèrent dans la couleur du sang, ainsi que dans les mouvemens du cœur, par l'interception de la respiration, offrent une progression plus lente et des effets plus distincts, que dans les animaux dans lesquels les cavités du cœur sont doubles, et où toute la masse du sang est obligée de traverser les poumons.

J'ai fixé une forte grenouille bien vive sur une table de métal, le ventre en dessus ; je lui

ai enlevé une partie du sternum, suffisante pour
que le cœur et les poumons parussent à nud;
les poumons étoient pleins d'air; le sang des
veines pulmonaires étoit d'une belle couleur,
et le cœur battoit quarante-quatre fois en une
minute. Dans cet état, je plongeai l'animal
dans une petite quantité d'eau bien limpide;
on pouvoit y distinguer parfaitement les changemens de couleur du sang, ainsi que les
contractions du cœur. Au bout de quinze minutes, le sang pulmonaire commença à prendre une couleur plus sombre, et les contractions du cœur étoient réduites à trente. Après
quinze autres minutes, la couleur étoit encore
plus obscure; et les contractions réduites à
dix-huit. L'animal fit alors quelques mouvemens, pour se débarasser, et laissa échapper
quelques bulles d'air de ses poumons; mais la
couleur du sang continuant à s'obscurcir, le
nombre des battemens diminuoient encore. Enfin, au bout de 40 autres minutes, ils cessèrent
tout à fait. Cependant, le sinus veineux, l'o-
reillette et la veine cave étoient pleins de sang
noir. Je retirai l'animal de l'eau, sans aucun signe de vie. Avant qu'il se fût passé
deux minutes, il ouvrit la gueule, inspira
une grande quantité d'air frais. Bientôt après,
vuida ses poumons presqu'entièrement, et

répéta ce mouvement plusieurs fois. Pendant ce tems, le sang des veines pulmonaires
devenoit brillant. Le cœur recommença à se
contracter ; en quinze minutes, le nombre
des contractions s'éleva à trente - cinq minutes, etc.

Goodwyn dit avoir répété cette expérience plusieurs
fois sur la même grenouille, avoir fait les mêmes essais
sur un lézard, et que toujours la fréquence des contractions du cœur diminuoient en proportion de la couleur
sombre du sang; il conclut en disant :

Ainsi, les variations dans les mouvemens
du cœur, ne dépendent absolument que de la
qualité du sang.

Quoiqu'il soit déjà suffisamment démontré qu'on ne peut
voir à travers les membrannes des gros vaisseaux, de l'o-
reillette, du ventricule gauche du cœur des animaux parfaits vivans, quelle est la couleur du sang qui y circule,
quoique mon Mémoire fournisse un assez grand nombre
d'expériences pour prouver que le sang contenu dans ses
vaisseaux, soit artériel, soit veineux est le même, et qu'à son
passage dans les poumons, il n'éprouve aucun changement
de couleur; on ne peut se dissimuler cependant qu'il restera encore une très forte objection, que je me suis faite
à moi-même dans la première partie de mon Mémoire sur
la couleur du sang, qui est, qu'on ne peut démontrer *à
priori* sa couleur, tant qu'il est contenu dans ses vaisseaux.
Ainsi, pour détruire entièrement le système de *Goodwyn*,
il faudroit des expériences qui fissent voir le sang circulant
non-seulement dans les vaisseaux pulmonaires, mais encore

dans le sinus veineux, l'oreillette, même le cœur, Eh bien !
ce sera *Goodwyn* qui nous les fournira ; on sait qu'il dit
que dans la grenouille les tuniques du sinus veineux, de
l'oreillette, des vaisseaux sanguins, sont transparentes ; il
auroit pu ajouter celles du cœur le sont aussi. Qui pouvoit donc l'empêcher de profiter de cette précieuse découverte, qui ne lui sert, dans tout son Ouvrage, qu'à faire
voir que toutes ces parties sont pleines de sang noir,
lorsque les battemens du cœur ont cessé, pour nous dire :
Je vous ai fait connoître, par un grand nombre d'expériences, et à travers les tuniques épaisses des vaisseaux
pulmonaires des animaux parfaits, les changemens qui
s'opèrent dans le sang. Je vous ai fait remarquer la même
chose à travers les tuniques transparentes des vaisseaux
pulmonaires de la grenouille ; j'ai fait plus, je vous ai
montré les mêmes changemens à travers les tuniques du
sinus veineux, de l'oreillette, etc. dans les animaux parfaits. Maintenant pour lever toute difficulté *nunc et in
posterum*, pur appuyer ma doctrine de preuves indubi-
tables, incontestables, je vais vous montrer ce même
changement à travers les tuniques du sinus veineux, de
l'oreillette, du cœur, de l'aorte dans la grenouille ; vous y
verrez comment ce grand changement s'opère, et que l'im-
pression de l'avivement du sang, une fois communiquée, se
conserve dans toutes ces parties. Regardez donc attentivement la veine cave ascendante : voyez la grande quantité de sang noir, qui, par un mouvement grave et ma-
jestueux, coule vers le sinus veineux, et *qui seroit bien
suffisante pour entretenir l'action du cœur*, s'il ne lui falloit
pas le *stimulus* vermeil *sine quo !* Fixez donc vos regards
vers le sinus plein de sang noir ; ne le perdez pas de vue,
cherchez y l'embouchure des petites veines pulmonaires,
et remarquez bien la très-petite quantité de sang vermeil

qu'elles fournissent. Prêtez attention au grand changement
qui va s'opérer. Voyez-vous comme tout-à-coup cette petite
et très-petite quantité de sang vermeil , donne à toute la
masse cette couleur brillante, enfin, ce *stimulus, sine quo !*
Suivez-le dans l'oreillette , où vous observerez qu'il imprime cette vive action , qui le fait entrer dans le cœur, et
en sortir avec la rapidité de l'éclair , pour enfiler la route
de l'aorte, et d'où , comme la rosée céleste, il va communiquer sa bénigne influence à toutes les parties du
corps. Voilà les preuves que *Goodwyn* auroit dû donner ;
elles étoient nécessaires, et le sont encore pour soutenir
ce fameux système. Pour moi , je commence à croire que
je me suis éloigné de mon but, et qu'il est tems que je
rende compte du résultat de mes expériences sur la grenouille. Pour bien voir, j'ai remarqué qu'il étoit essentiel d'enlever toutes les parties antérieures contenantes
de la poitrine , afin que poumons , sinus veineux, cœur,
vaisseaux sanguins fussent bien à découvert ; pour lors
commençons par l'examen des poumons.

Lorsque les poumons sont gonflés, on voit sur leur surface un grand nombre de vaisseaux sanguins , qui la rendent presque toute rouge. On y distingue aisément deux
espèces de vaisseaux, deux ou trois gros réfléchissant
toujours la couleur noire. Cette couleur et leur situation
ne varient point. D'autres en grand nombre , mais petits
et capillaires , gardent une couleur plus vive ; mais tout
l'ensemble réfléchit une couleur rouge et sombre , qui
n'approche pas de la vermeille. Sur chacune des grenouilles, que j'ai soumises à l'examen , j'ai eu occasion
d'observer la différence qu'il y a entre le sang avivé, et
celui que contiennent les vaisseaux pulmonaires, voici
comment : on ne peut enlever le sternum sans ouvrir

des vaisseaux sanguins, qui fournissent plus ou moins de sang, eh bien, lorsque le sang est en petite quantité, et étendu, il ne tarde pas à prendre la couleur vermeille, et il la garde long-tems. Cette couleur vermeille m'a servi de point de comparaison, elle m'a toujours empêché de me tromper; et tant que cette couleur a duré, j'ai toujours remarqué une grande différence entre le sang avivé, et la couleur de celui que réfléchissent les vaisseaux pulmonaires.

Lorsque les poumons sont affaissés, toute leur masse réfléchit une couleur d'un rouge plus sombre; on en trouve aisément la raison, dans ce que pendant l'affaissement, ces poumons occupent moins d'espace; leurs vaisseaux non-seulement sont plus rapprochés les uns des autres, mais ils sont aussi les uns sur les autres, et le sang encore y abonde en plus grande quantité. J'ai fait cinq à six expériences sur les grenouilles, et j'ai toujours vu la même chose pendant les sept à huit heures que ces animaux ont vécu.

Il y a une chose qui m'a frappé dès la première fois que j'ai lu *Goodwyn*, et de laquelle je n'ai pu me rendre raison C'est de savoir d'où viennent les vaisseaux noirs qui rampent sur la surface des poumons. D'après le système de nos chymistes modernes, d'après l'exposition anatomique que *Goodwyn* fait de la grenouille, où il dit: *l'artère pulmonaire n'est qu'une petite branche de l'aorte, les veines également petites se vuident dans les sinus veineux en même tems, que la veine cave ascendante qui y porte la portion la plus considérable du sang.* On ne devroit pas y trouver de sang noir; car le sang avivé dans les veines pulmonaires, l'est indubitablement pour le cœur, puisqu'il en est le *stimulus*, l'*incitamentum*, *sine quo*. Par la même

ràison, ce sang doit l'être aussi pour ; et dans toutes les
artères, et de même dans celles qui portent le sang aux
poumons. Comme elles tirent leur origine de l'aorte,
qui contient du sang vermeil, elles ne peuvent en fournir
d'autre. Pour lors, si les poumons ont des vaisseaux qui
contiennent du sang noir, ou il faut que le sang contenu
dans tous ses vaisseaux soit le même, ou que pendant le
court espace qu'il a à parcourir, pour se porter de l'aorte
dans les poumons, il éprouve encore quelque nouvelle
action chymique que je ne devine pas, et qu'il est impor-
tant que *Goodwyn*, et nos chymistes modernes, nous
apprennent. D'après les connoissances anatomiques de
Goodwyn sur la grenouille, on ne peut pas croire qu'il
se soit laissé entraîner par l'idée d'un rapport entre la
manière, dont le sang circule chez les animaux parfaits ;
où tout le sang qui passe par les poumons, vient des
veines, et est noir.

Maintenant portons notre attention sur la veine cave,
le sinus, l'oreillette et le cœur. Lorsque toutes ces parties
sont mises à découvert, on voit le cœur battre fortement,
et à peu-près quarante fois par minute. Sa base est surmon-
tée d'une espèce de réservoir formé par la veine cave, le
sinus, l'oreillette, à qui je donne le nom de confluent,
parce qu'il m'a semblé que tout le sang alloit s'y réunir
comme à un centre. On voit très-distinctement le sang
circuler dans toutes ces parties. Il y a un mouvement d'ondulation qui s'exécute avec une grande promptitude ; on
diroit que le sang y passe comme l'ombre. Muni d'une
bonne loupe, je ne me suis point lassé d'examiner le
sang, il a toujours réfléchi la couleur rouge sombre. J'ai
passé jusqu'à trois à quatre heures de suite, pour bien
m'assurer, si pendant ce tems, il ne s'opéroit aucun chan-

gement ; je n'en ai point rencontré. J'ai porté le scrupule jusqu'à chercher si au moins je ne trouverois pas dans ce confluent quelques traces de sang vermeil , que les petites veines pulmonaires doivent y fournir , je m'y suis pris de toutes les manières , et je n'ai rien trouvé qui approchât de la couleur vermeille ; le sang a toujours paru d'un rouge sombre et triste. Les grenouilles soumises à cette épreuve ne vivent que 7 à 8 heures ; il y en a , qui pendant tout ce tems , ont gardé leurs poumons gonflés, et cela n'a pas empêché la circulation d'aller son train.

On observera ici que l'action chymique de l'air atmosphérique contenu dans les deux vésicules dites pulmonaires des grenouilles , me paroît encore un grand problême à résoudre , relativement à l'avivement de tout le sang qui se porte au confluent et au cœur , quand on supposeroit que cette action chymique peut avoir lieu sur les veines pulmonaires ; car pour donner de l'action à l'oreillette et au cœur , il faut , suivant *Goodwyn* , que le sang , qui est toujours porté en assez grande quantité dans ces parties , ait la couleur vermeille , puisque quand il s'y montre noir, *toutes fonctions vitales ne tardent pas à s'anéantir.* Or , comment concevoir qu'une si petite quantité de sang avivé , que fournissent au sinus les petites , et très-petites veines pulmonaires , puisse suffire pour donner cette couleur vermeille à tout le sang noir , que le sinus et l'oreillette reçoivent de la part de la veine cave ascendante. Ou il faut avoir les yeux de la foi , et croire sur parole à un miracle qui s'opère encore ici ; ou il faut que quelques chymistes modernes nous trouvent là encore un procédé chymique , dont l'action devra être plus prompte que celle du levain, qui fait fermenter une masse considérable de pâte en peu de tems. Cette impossibilité d'action peut servir encore

à prouver que le sang dans ses vaisseaux a la même couleur
noire pourpre, et que l'action de l'oreillette, du cœur,
en un mot, la circulation dépend d'une autre cause.

Les poumons des grenouilles s'affaissent quelquefois
naturellement, quelquefois je les ai affaissés, et dans
l'un et l'autre cas, ils sont restés dans cet état, jusqu'à
ce qu'il plut à ces animaux de les remplir; le tems étoit
quelquefois de cinq, six, sept à huit minutes, et je
n'ai pas vu que cela influât davantage sur le cours du
sang. Constamment on voit le nombre des pulsations du
cœur diminuer, et la circulasion se ralentir à mesure que
l'animal approche de sa fin, pour lors le sang semble
avoir une couleur plus noire; mais il ne faut pas se tromper pour les conséquences à en tirer. Car on sait, en
général, que la fluidité du sang dépend de son mouvement, que le sang, au sortir de ses vaisseaux, est moins
noir que lorsqu'il est en repos; il en est ici à peu-près de
même; le mouvement du confluent et du cœur se rallentit petit à petit; pour lors le sang, à raison de ce
rallentissement, doit y séjourner plus long-tems, il y
perdra donc de sa fluidité, et il approchera déjà beaucoup
de l'état de caillot, ses globules rouges en seront plus
rapprochés, et ils réfléchiront la couleur sombre. J'ai eu
des occasions de confirmer chez des bouchers cette remarque, qui a déjà été faite par des savans; j'ai vu
constamment que les premiers flots du sang d'un bœuf
qu'ils égorgent, paroît d'un rouge plus clair et plus
fluide, et qu'à mesure que l'animal perd de ses forces,
que sa vie s'échappe, le sang acquiert plus de consis-
tance, et sort pour ainsi dire coagulé et noir.

Le cœur de la grenouille est le premier de toutes ses
parties qui perd de son mouvement; alors il est absolu-

ment vuide de sang. Sa couleur est d'un rouge très-
pâle. En outre, j'ai observé que le confluent conservoit
son mouvement d'ondulation, plus de douze à quinze
minutes, après l'entière cessation des battemens du
cœur ; et le mouvement du cœur se rallentit d'autant
plus, que l'animal est proche de sa fin ; après la mort
le confluent est de beaucoup rétréci, il contient du sang
caillé fort noir.

Pour mettre le complément à nos expériences, ou
pour mieux en rendre les phénomènes aussi évidens,
aussi clairs qu'il soit possible, nous allons répéter celles
de *Goodwyn*, et nous les ferons sur les grenouilles,
que nous examinerons plongées dans l'eau, nous y join-
drons les remarques essentielles qui n'auroient pas dû
lui échapper, et nous en tirerons ensuite nos conclusions,
nos conséquences.

J'ai fixé des grenouilles, non sur une table de cuivre,
mais sur une petite planche, (le couvercle d'une petite
boîte) le ventre en dessus, j'ai enlevé du sternum une
partie suffisante, pour que le cœur et les poumons parussent à nuds ; les poumons étoient pleins d'air ; le sang de
leurs vaisseaux étoit d'un rouge sombre, et ne réfléchissoient point du tout la belle couleur vermeille. Le
cœur battoit fortement, à peu-près 40 fois par minute.
Dans cet état, je plongeai chacun de ces animaux dans
une quantité d'eau suffisante, pour qu'il en fut entièrement recouvert, et cette eau étoit la plus limpide que
j'avois pu trouver. On distinguoit facilement la couleur
du sang, ainsi que les contractions du cœur. Pendant
toutes ces expériences, qui chacune n'ont pas duré deux
heures, je n'ai pu remarquer de changement dans le
sang des vaisseaux pulmonaires, enfin voici ce que j'ai
vu. Les poumons de deux grenouilles sont restés gonflés

pendant

pendant tout le tems qu'elles ont vécu, et même après leur mort. Constamment j'ai vu qu'après sept à huit minutes dans l'eau, la rougeur des vaisseaux des poumons changeoit, de manière qu'ils ne réfléchissoient plus qu'une couleur d'un rouge pâle, qu'ils ont toujours gardé. Les poumons des trois autres se sont un peu affaissés, vuidés par quelques bulles d'air, que ces grenouilles ont laissé échapper, pour lors la masse des poumons a pris une couleur plus sombre, parce que les vaisseaux moins comprimés se sont plus remplis, et on y voyoit toujours un mélange de vaisseaux de différentes couleurs, des gros qui avoient la couleur noire, et des petits qui réfléchissoient une couleur plus claire. A la base des poumons, il y avoit une plus grande quantité de ces vaisseaux mélangés de couleur ; j'en ai plusieurs fois rencontré de capillaires qui réfléchissoient une couleur bien vermeille, mais ils étoient en petit nombre Soit que les poumons fussent gonflés ou affaissés, pendant ce tems je n'ai remarqué aucun changement dans les battemens du cœur. Le sinus veineux, l'oreillette, le cœur, la veine cave, ont toujours fourni, reçu et chassé du sang noir. La plus grande attention et la loupe n'ont pu m'y faire découvrir les traces d'un sang vermeil. Comme dans les expériences que j'ai faites, sans plonger les grenouilles dans l'eau, j'ai vu distinctement tout le méchanisme de la circulation. J'ai vu le confluent et le cœur se remplir et se vuider de sang noir, et l'animal finir de vivre à-peu-près en une heure et demie deux heures, et suivant les degrés que *Gooawyn* a remarqué, c'est-à-dire, que les pulsations du cœur, le mouvement d'ondulation dans le confluent, diminuoient à mesure que les animaux approchoient de leur fin ; j'ai aussi remar-

D

qué que le cœur a perdu ses mouvemens quelque tems avant le confluent. Le cœur reste aussi vuide de sang ; il a aussi la couleur d'un rouge pâle ; deux fois j'ai remarqué que le confluent s'étoit vuidé de sang en même tems que le cœur, de sorte que dès ce moment, je n'ai plus vu de battement d'une part, ni de mouvement de de l'autre. J'en ai cherché la raison, que je n'ai pu trouver.

Goodwin. Il en faut donc conclure que le sang noir n'a aucun effet nuisible sur le cœur lui-même, et que dans tous les cas, où la respiration est interceptée, le cœur cesse de se contracter, parce que le sang qui y passe, n'est plus pour lui un *stimulus* suffisant. *Il en résulte que les changemens chymiques, que le sang éprouve dans les poumons par la respiration, lui donnent une qualité stimulante, à l'aide de laquelle il devient propre à exciter les contractions de l'oreillette et du ventricule gauche du cœur.*

Puisque nos expériences sur les grenouilles n'ont pu nous faire voir aucun changement dans la couleur du sang, qu'au contraire il est constamment le même, tant qu'il est contenu dans ses vaisseaux ; puisqu'il nous a été impossible d'y découvrir la moindre trace de sang avivé, nous pouvons hardiment conclure contre tout ce qu'a dit *Goodwyn*, que la circulation du sang dans les poumons et le cœur, ne dépend absolument d'aucune action chymique de l'air atmosphérique sur lui ; que si cet air éprouve quelque changement chymique dans les

poumons pendant la respiration, ce changement se passe
sans qu'il agisse immédiatement et en aucune manière
sur le sang ; en un mot, que l'*oxigène* n'imprime aucun
caractère sensible sur le sang, et que sa couleur vermeille,
puisqu'on ne la trouve pas, ne peut être le *stimulus* qui
fait contracter l'oreillette, ainsi que le ventricule gauche
du cœur.

De toutes nos expériences nous allons tirer les conséquences suivantes.

Première Conséquence de *Goodwyn.*

Une certaine quantité d'air déphlogistiqué,
(de *gaz oxigène*), est séparé de l'air atmosphérique dans les poumons par la respiration, et
une certaine quantité d'air fixe, (*gaz acide
carbonique*) y est substitué.

Ce n'est point comme cela que l'on peut entendre
cette conséquence.

Sans admettre d'action chymique, de soustraction d'une
part, de substitution de l'autre, ne seroit-il pas mieux
de dire : une certaine quantité d'air déphlogistiqué,
de *gaz oxigène* constituante l'air atmosphérique, se
charge dans les poumons d'une certaine quantité de
l'humeur de la respiration, qui le métamorphose, et en
change tellement la nature, que l'*oxigène* n'est plus
reconnoissable, et qu'il est devenu de l'air fixe, *acide
carbonique.* Je me sens autorisé à penser ainsi, parce
que je crois avoir vu quelque part que, quand on soumet à l'analyse une certaine quantité d'acide carbonique,
on y trouve de l'air vital en une quantité, qui prouve

qu'il n'a pas été soustrait ; cet air vital est pur ; et il n'attend plus que l'occasion de se carbonner de nouveau.

Deuxième Conséquence de *Goodwyn*

L'air déphlogistiqué , le *gaz oxigène* , exerce une action chymique sur le sang pulmonaire ; au moyen de cette action le sang prend une couleur éclatante.

L'action chymique de l'air atmosphérique sur le sang n'est rien moins que prouvée ; les chymistes avouent qu'ils ne connoissent pas encore la voie par laquelle l'*oxigène* peut parvenir jusqu'à lui, qu'ils ne savent pas quel est le caractère et la nature stimulante du sang vermeil. En outre cette couleur vermeille ne se peut voir à travers les tuniques des vaisseaux des animaux parfaits, on ne la rencontre dans aucune des expériences faite sur les grenouilles, où toutes les parties , qui servent à la circulation, sont si transparentes , que l'ombre même de la couleur vermeille ne pourroit échapper. Donc , etc.

Troisième Conséquence.

Dans la respiration ordinaire , on voit distinctement cette couleur , dans le moment même , où le sang passe dans l'oreillette gauche , et alors le cœur se contracte avec sa force et sa fréquence ordinaire.

Il faut être grandement initié dans les mystères de la chymie moderne , pour oser dire : on voit distinctement à travers des membranes , opaques , épaisses et blanches , même à travers la propre substance du cœur des animaux parfaits, ce qui s'y passe , et vouloir per-

suader à d'autres que l'on a vû, cela n'est pas pardon-
nable ; c'est bien ici où on peut dire: *Ad populum pha-
leras.*

Quatrième Conséquence.

Quand la respiration est interceptée, l'éclat
de cette couleur diminue par degrés, et les
contractions de l'oreillette gauche s'arrêtent
bientôt.

Cet effet, pour être expliqué, n'a pas besoin d'action chymique, de diminution de la couleur vermeille
du sang ; il suffit qu'il y ait stagnation du sang dans
les poumons, quand la respiration est interceptée, et
que tant que cet état dure, il ne se porte pas assez
de sang au cœur, ni avec la force qui fait sans doute
le *stimulus*, pour que les contractions de l'oreillette
gauche s'arrêtent bientôt.

Cinquième Conséquence.

La cessation des contractions de l'oreillette
vient du défaut de qualité stimulante dans le
sang lui-même,

Le sang n'a point en lui-même de qualité stimulante,
comme nos chymistes modernes ne lui connoissent de
stimulus qu'en sa couleur vermeille, que jusqu'à présent
non-seulement il n'y a aucune expérience qui la dé-
montre, qu'au contraire les miennes prouvent évidemment qu'elle n'existe pas, il faut chercher une autre
cause, un *stimulus* enfin qui ne soit point chymique,
et qui entretienne l'action du cœur, la circulation. La
physiologie offre beaucoup de systèmes ; celui que

j'ai adopté dans mon premier Mémoire, me paroît expliquer mieux que tous les autres, les phénomènes de la circulation, il faut donc le préférer à cette action chymique, jusqu'à ce que nos chymistes modernes aient rétorqués nos argumens.

D'où il résulte :

Que la qualité chymique que le sang acquiert en passant par les poumons, est nécessaire pour entretenir l'action du cœur, et conséquemment le bon état du corps.

D'où il résulte aussi :

Que le grand, le fameux, le trop fameux système de l'action chymique de l'air sur les poumons dans la respiration, célébré dans l'ouvrage de *Goodwyn*, inventé et protégé avec enthousiasme par nos chymistes modernes, n'est appuyé de la part de *Goodwyn*, d'aucune expérience qui inspire la moindre confiance, et sur laquelle on puisse compter ; qu'au contraire ce n'est qu'un tissu de conjectures, d'hypothèses, d'idées chimériques, qui se trouvent détruites par des expériences mieux faites, contenues non-seulement dans mon Mémoire sur la couleur du sang, mais encore par toutes celles que j'ai rapportées dans mon Mémoire sur l'action méchanique de l'air atmosphérique pendant la respiration, et puis dans celui-ci où l'on doit voir clairement que *Goodwyn* est un *INCROYABLE*.

BIBLIOTHEQUE NATIONALE DE FRANCE

3 7531 03086787 4

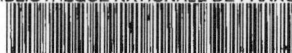

www.ingramcontent.com/pod-product-compliance
Lightning Source LLC
Chambersburg PA
CBHW050529210326
41520CB00012B/2496